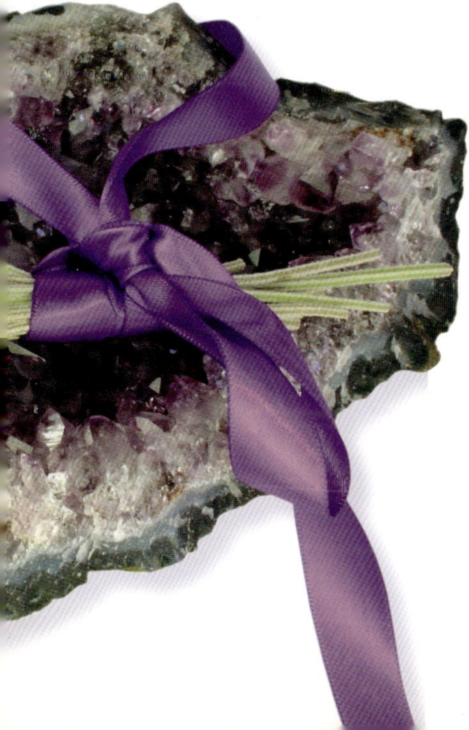

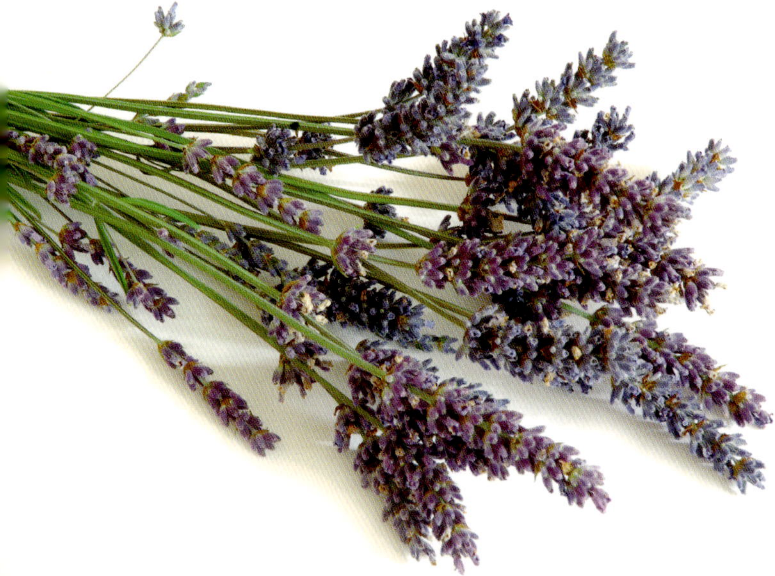

Hildegard von Bingen

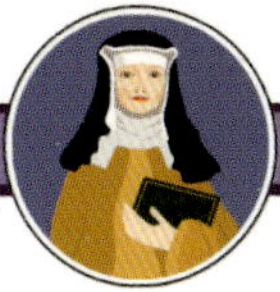

Aromatherapie

Heilöl Lavendel

benno

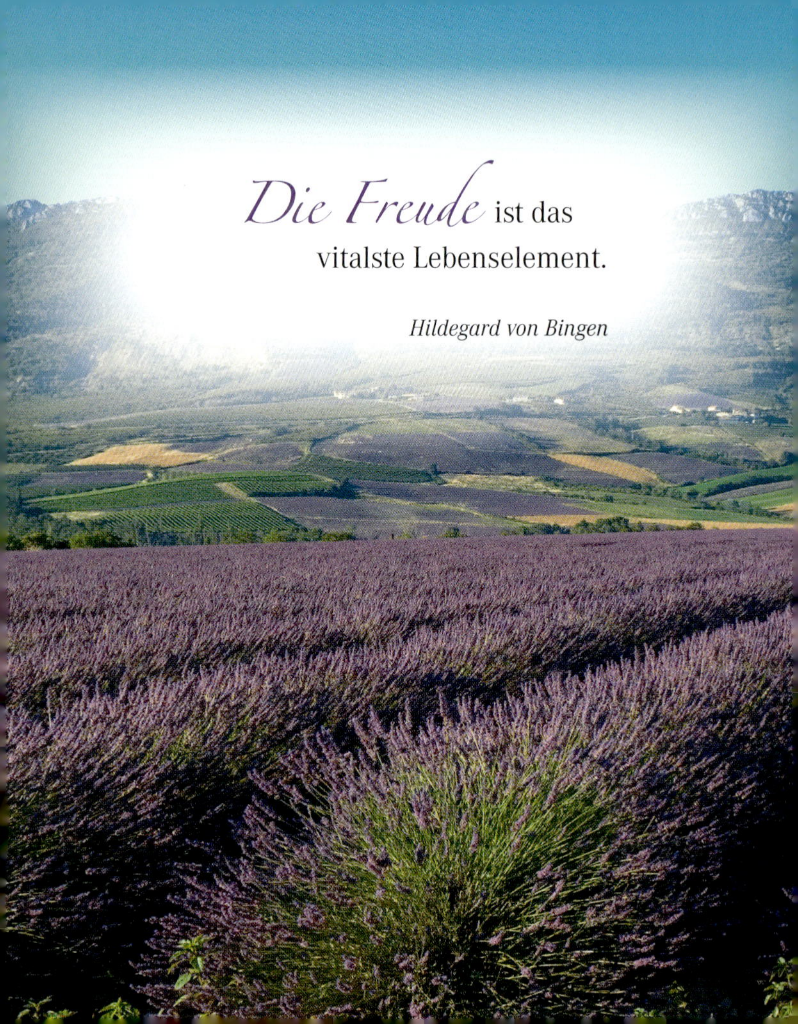

Die Freude ist das
vitalste Lebenselement.

Hildegard von Bingen

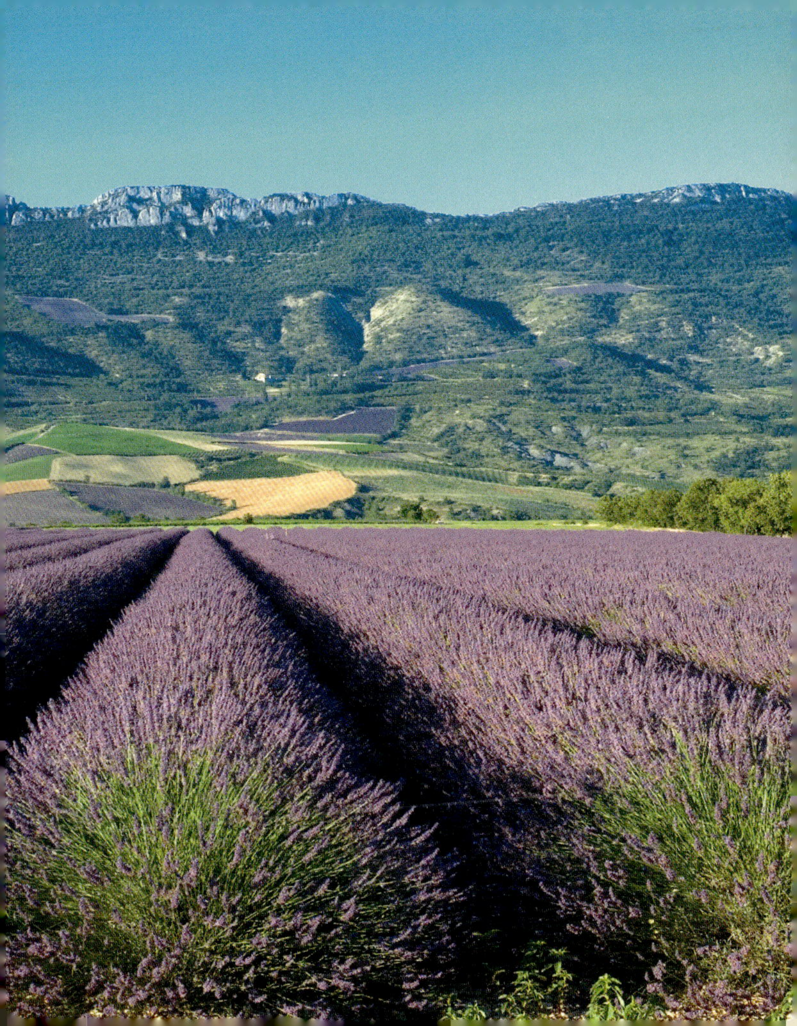

Lavendel gehört zur Familie der Lippenblütengewächse und ist vor allem in den Küstenregionen des Mittelmeerraumes beheimatet. Doch auch in unseren Breiten ist er immer häufiger anzutreffen, beispielsweise als Terrassenschmuck. Er blüht von Juli bis September und verströmt dabei einen intensiven Duft. Sein wissenschaftlicher Name *Lavandula angustifolia* leitet sich vom lateinischen *lavare* (sich waschen oder baden) ab. Schon die Römer nutzten die Pflanze zum Parfümieren ihres Badewassers.

In Mitteleuropa ist der Lavendel seit dem 12. Jahrhundert als Heilpflanze bekannt, nicht zuletzt durch das Wirken der hl. Hildegard von Bingen. Seit dem 15. Jahrhundert werden Lavendelblüten besonders zur Herstellung von Ölen für Parfüm und Seifen verwendet.

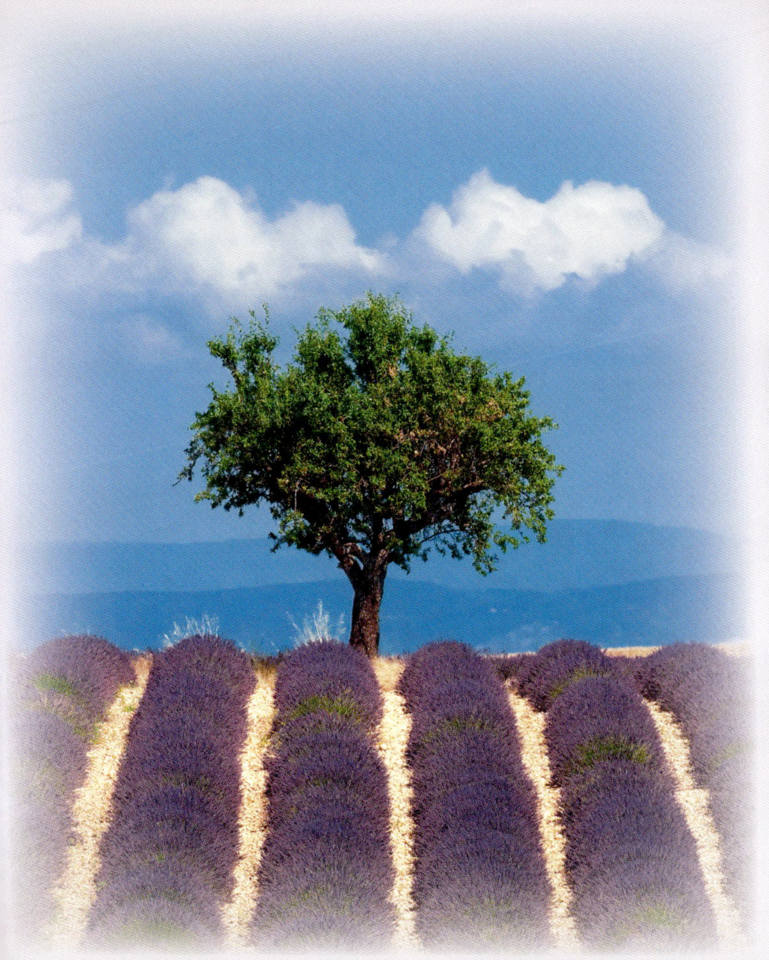

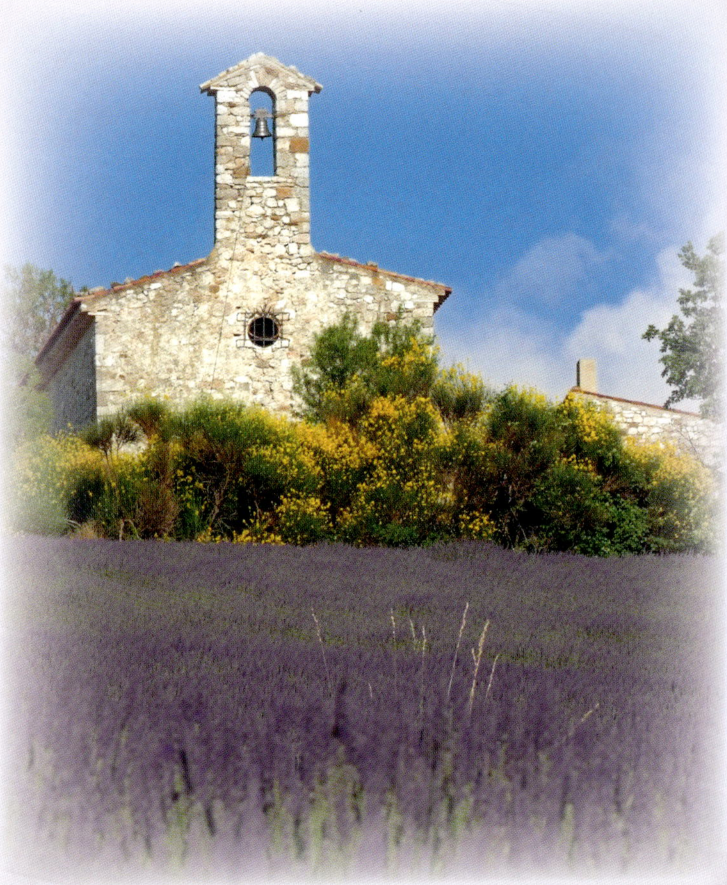

Der Lavendel bei Hildegard von Bingen

Vom *Lavendula spica*, dem wilden Lavendel oder Speik, heißt es:

„Der wilde Lavendel ist warm und trocken und seine Wärme ist gesund.

Und wer Lavendel mit Wein kocht oder, wenn er keinen Wein hat, mit Honig und Wasser kocht und so lau oft trinkt, der mildert den Schmerz in der Leber und in der Lunge und die Dämpfigkeit in seiner Brust, und er bereitet sich reines Wissen und einen reinen Verstand."

Über den Lavendula vera, den echten Lavendel, schreibt Hildegard von Bingen:

„Der echte Lavendel ist warm und trocken, weil er wenig Saft hat. Und er nützt dem Menschen nichts zum Essen, hat aber doch einen starken Duft.
Und wenn ein Mensch, der viele Läuse hat, oft am Lavendel riecht, sterben die Läuse an ihm. Und sein Duft macht die Augen klar.“

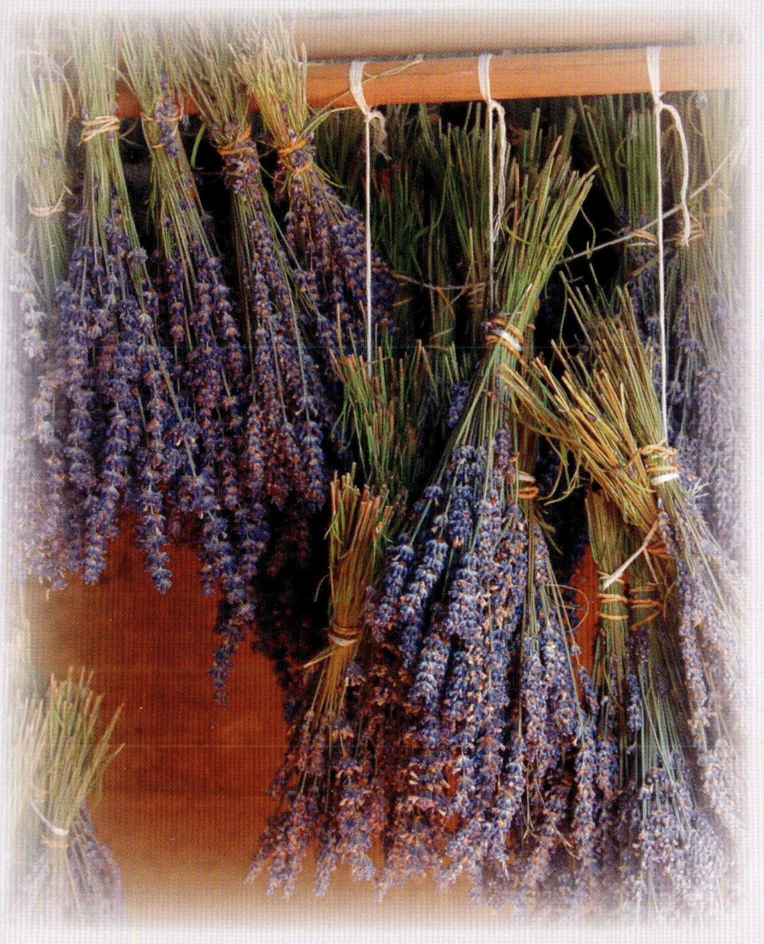

Vielseitige Verwendung

Lavendel hat vor allem beruhigende Wirkung. Entspannung durch Lavendel stellt sich bereits ein, wenn man ein wenig Duft direkt aus den Blüten oder von konzentriertem Öl auf der Haut einatmet. Lavendelöl wird durch Wasserdampfdestillation aus den Rispen und Stängeln der frisch geernteten Pflanzen gewonnen. In der Aromatherapie wird es vor allem gegen Stress, Migräne und Schlafbeschwerden eingesetzt. Das ätherische Öl wirkt über die Atemwege oder die Haut. Es kann als Badezusatz und Duftlampenöl verwendet werden. Direkt auf die Haut aufgetragen hilft es bei kleinen Verbrennungen, Hautabschürfungen, Schnittwunden, Prellungen, Entzündungen oder Insektenstichen.

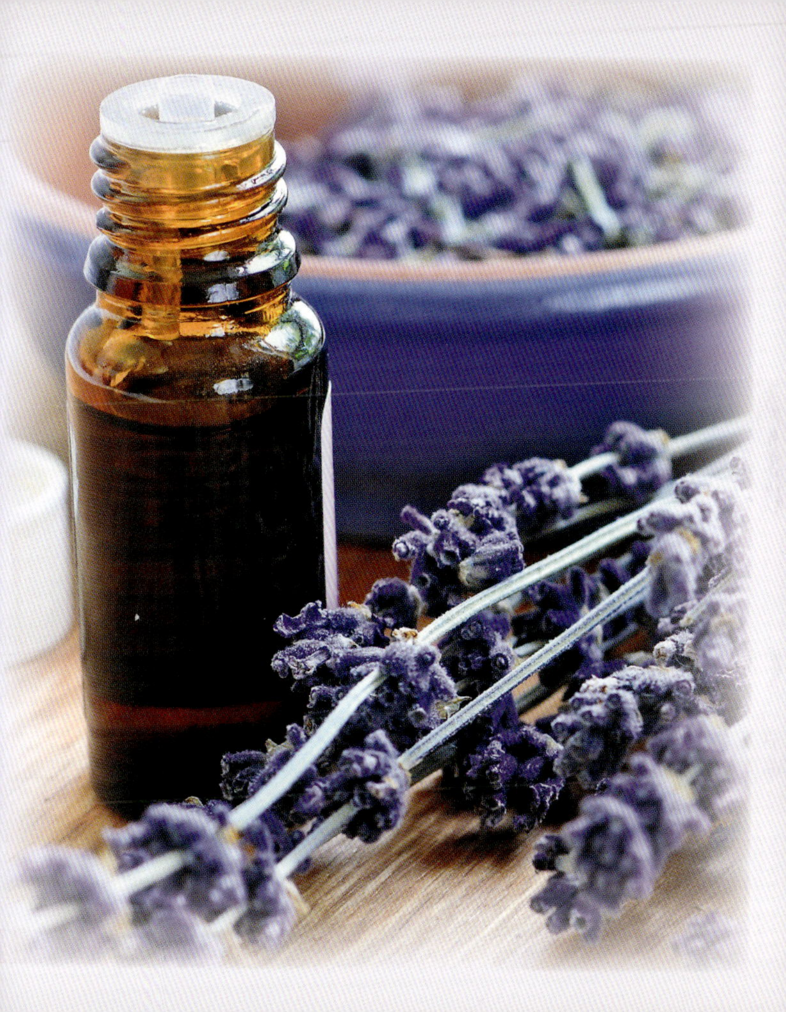

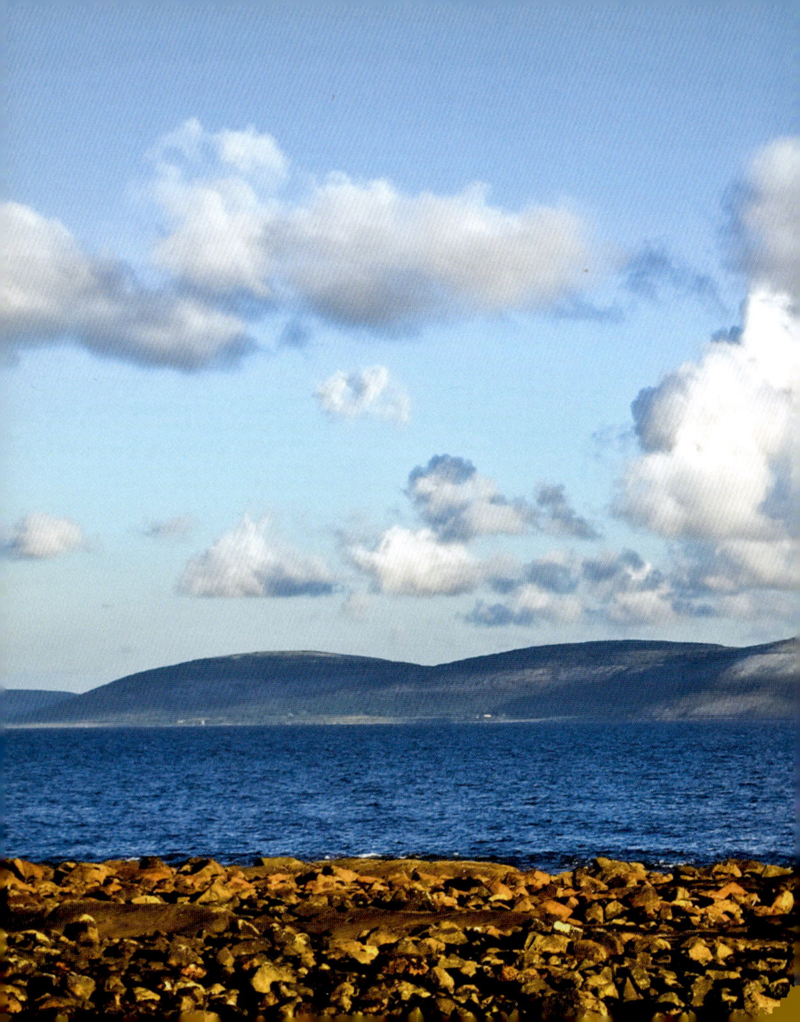

Von der Seele geht die Kraft aus,
um den Leib zu beleben,
wie vom Wasser die Erde belebt wird.
Die Seele freut sich,
mit dem Leib zu wirken.

Hildegard von Bingen

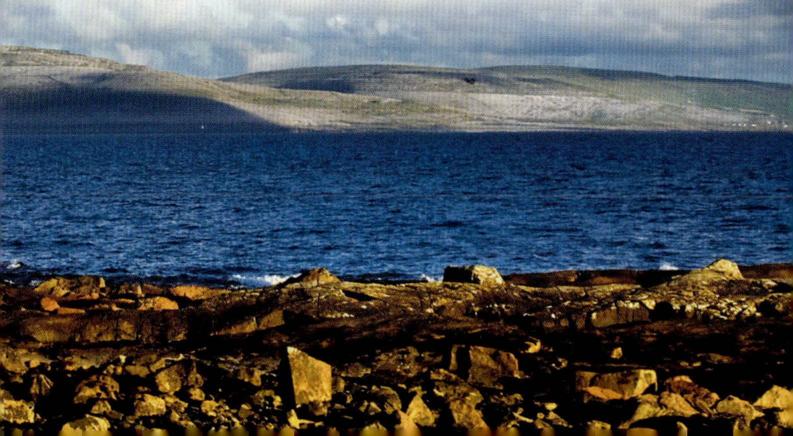

Lavendelbad

Wer Probleme mit dem Einschlafen hat, sollte am Abend ein Vollbad mit Lavendelöl nehmen:

Geben Sie dazu 20 ml Lavendelöl auf ein Vollbad. Bei einer Temperatur von 38 bis 39 °C baden Sie 10 bis 15 Minuten.

Einige Tropfen Lavendelöl aufs Kopfkissen geträufelt helfen ebenfalls beim Einschlafen.

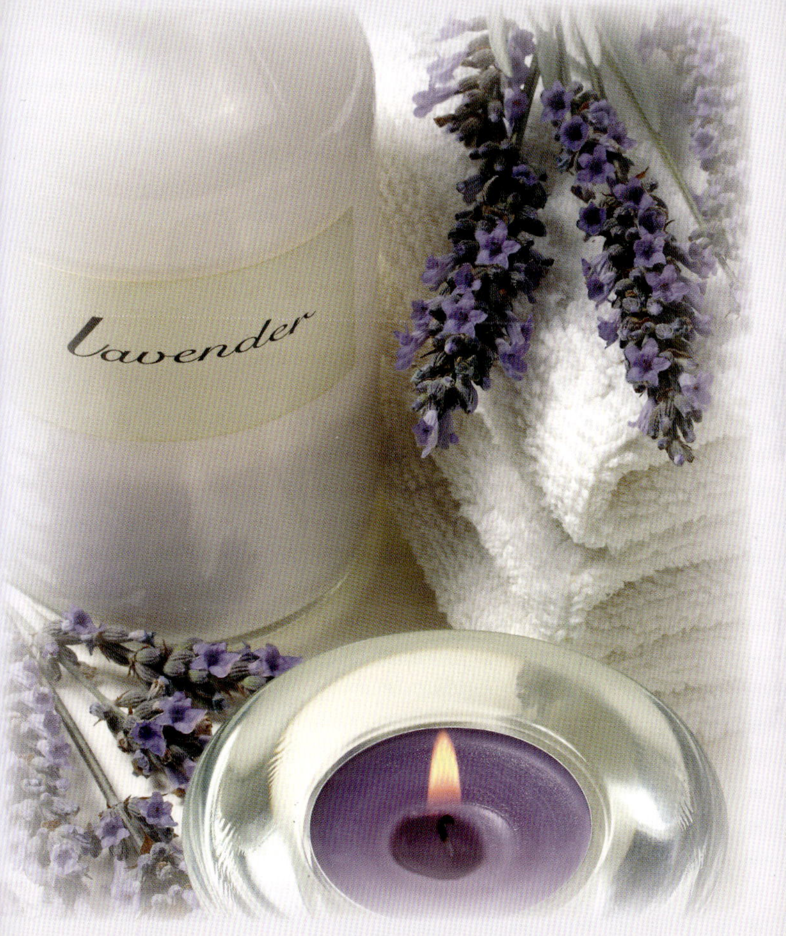
Lavender

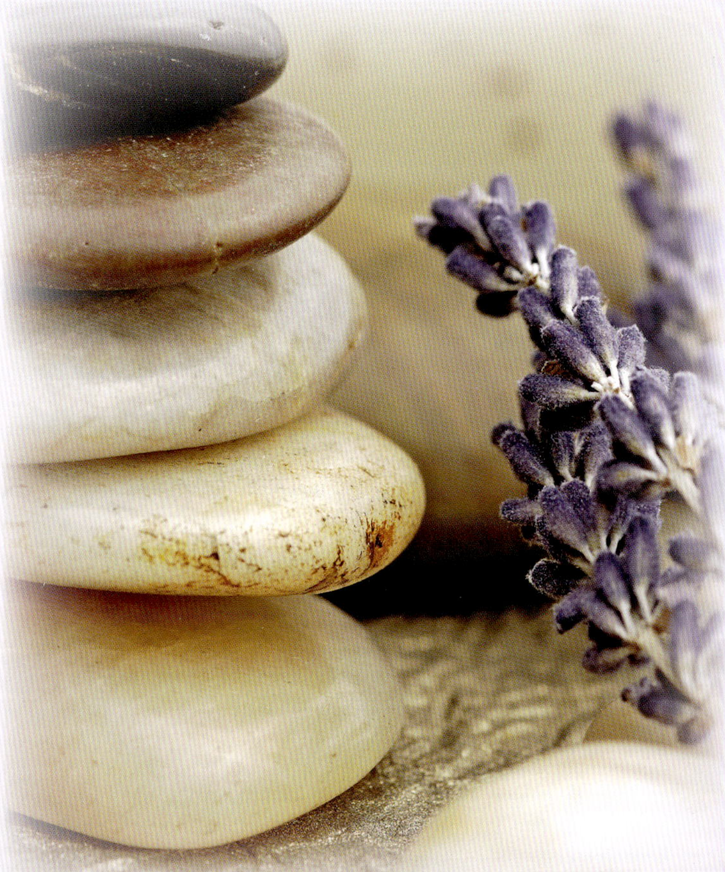

Aktivierung der Abwehrkräfte

Mit Lavendelöl lassen sich – auch über die kalte Jahreszeit hinaus – die Abwehrkräfte aktivieren: Füllen Sie dazu einfach eine Duftlampe mit dem Öl. Der Duft beruhigt nicht nur, das ätherische Lavendelöl desinfiziert auch die Raumluft.

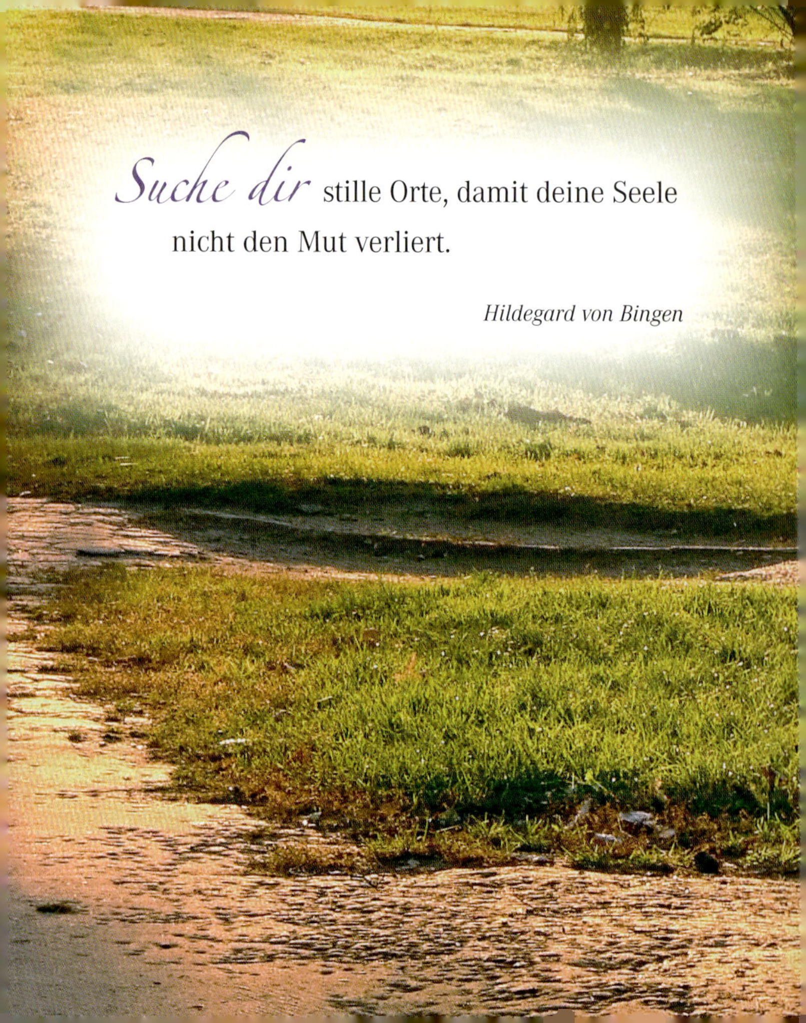

Suche dir stille Orte, damit deine Seele
nicht den Mut verliert.

Hildegard von Bingen

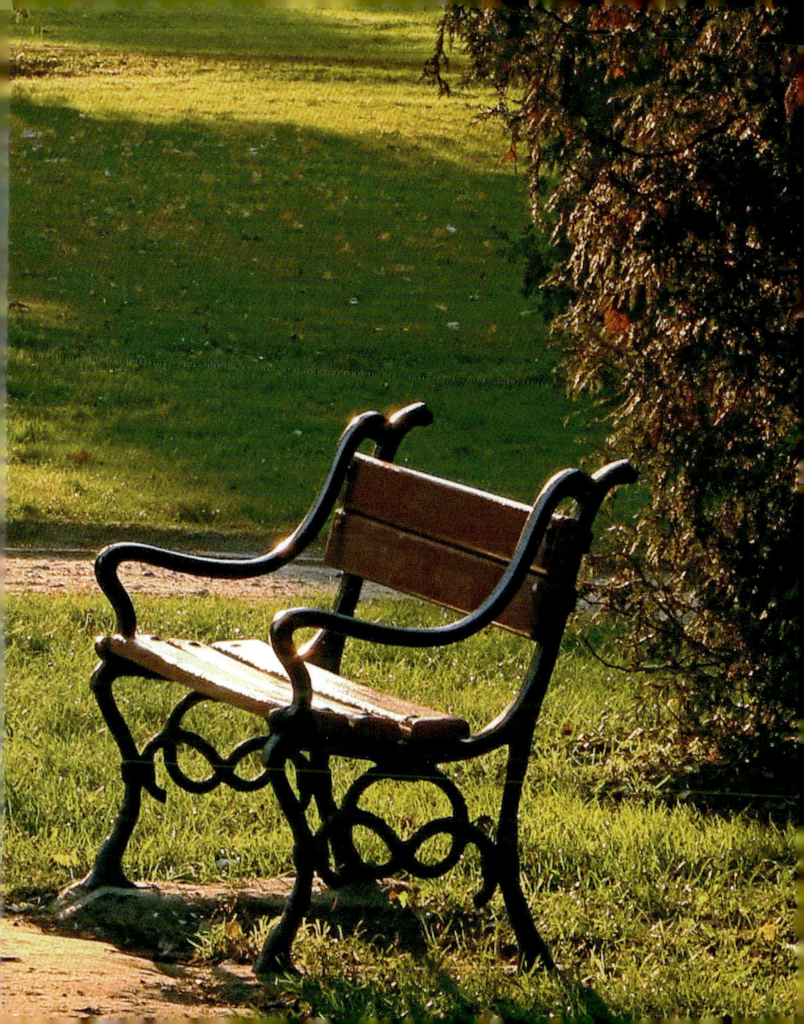

Lavendelfußbad

Lavendel ist heutzutage als Rundum-Talent bekannt. Ein Fußbad mit Lavendelöl hilft sogar gegen Schweißfüße. Gleichzeitig pflegt und reinigt es die Füße. Der Duft des Lavendels sorgt zudem für die Ausgeglichenheit des gesamten Körpers.

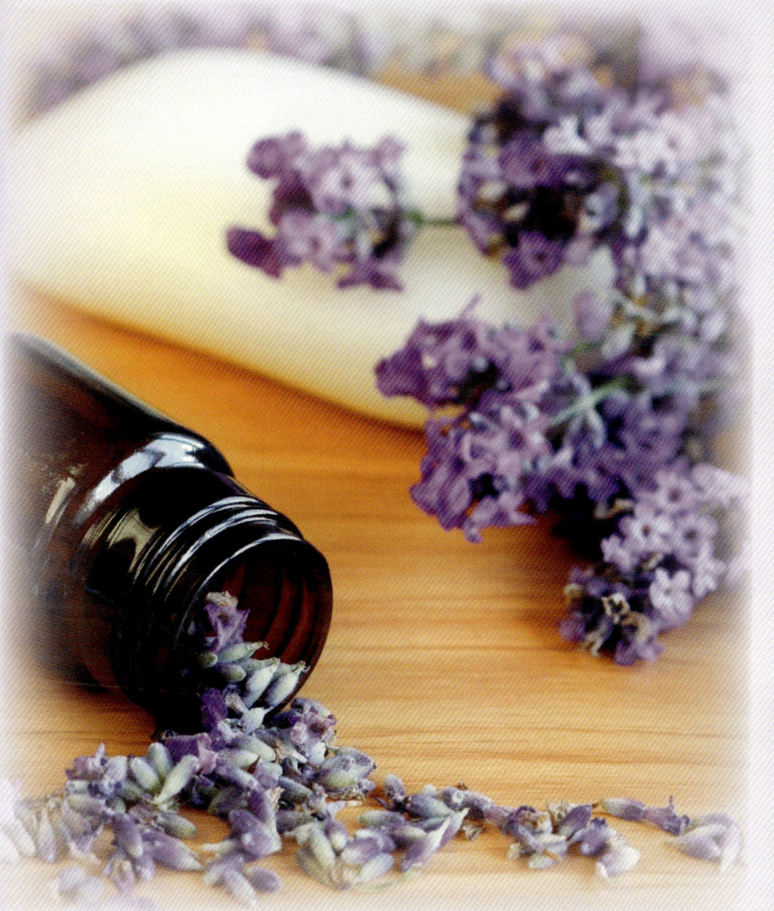

Lavendelöl kann auch in Kombination mit anderen Ölen verwendet werden:

10 Gramm vermischt mit 100 Gramm süßem Mandelöl ergeben eine belebende Körperlotion.

Ein antiseptisches Mundwasser lässt sich aus zwei Tropfen Bergamott und einem Tropfen Lavendel, verrührt in einem halben Becher Wasser, herstellen.

Bei Asthma oder Bronchitis empfiehlt sich eine Mischung aus drei Tropfen Ysop, sechs Tropfen Lavendel und drei Tropfen Pfefferminz. Die Zutaten werden zusammen in einen Topf mit heißem Wasser gegeben und unter einem Handtuch inhaliert.

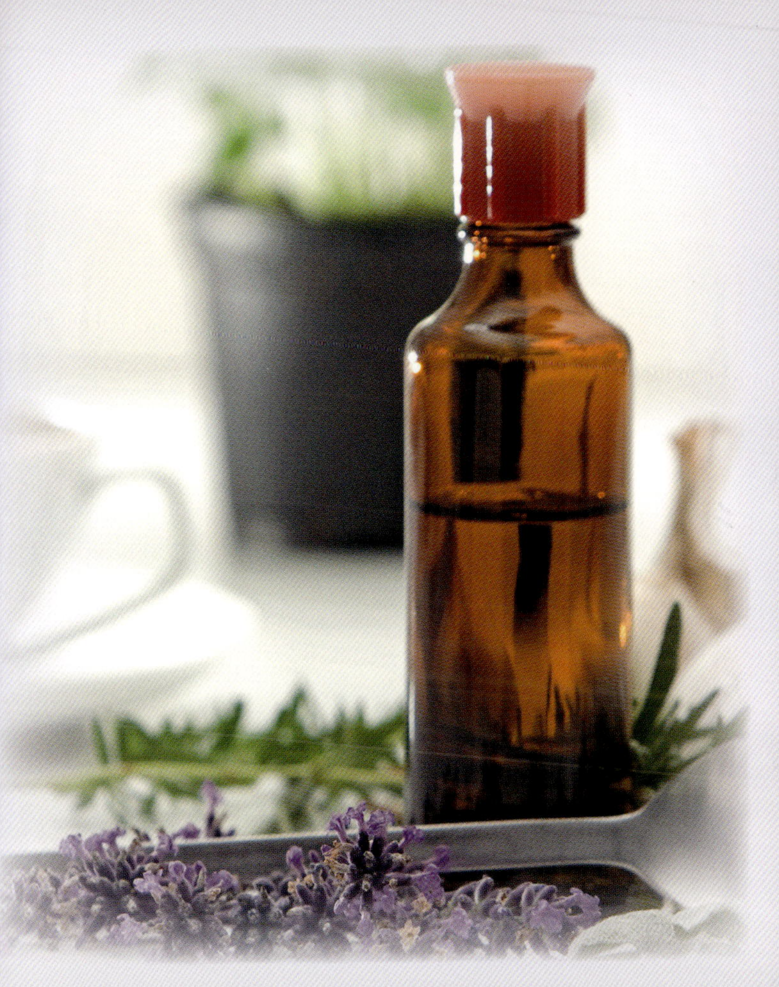

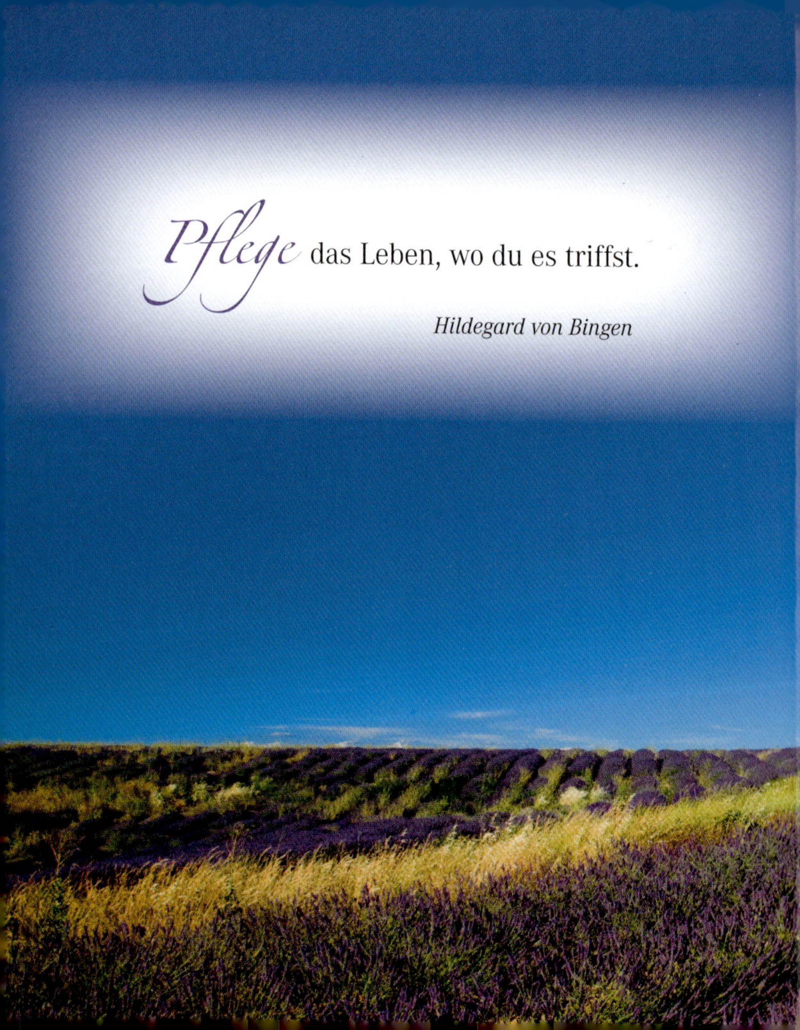
Pflege das Leben, wo du es triffst.
Hildegard von Bingen

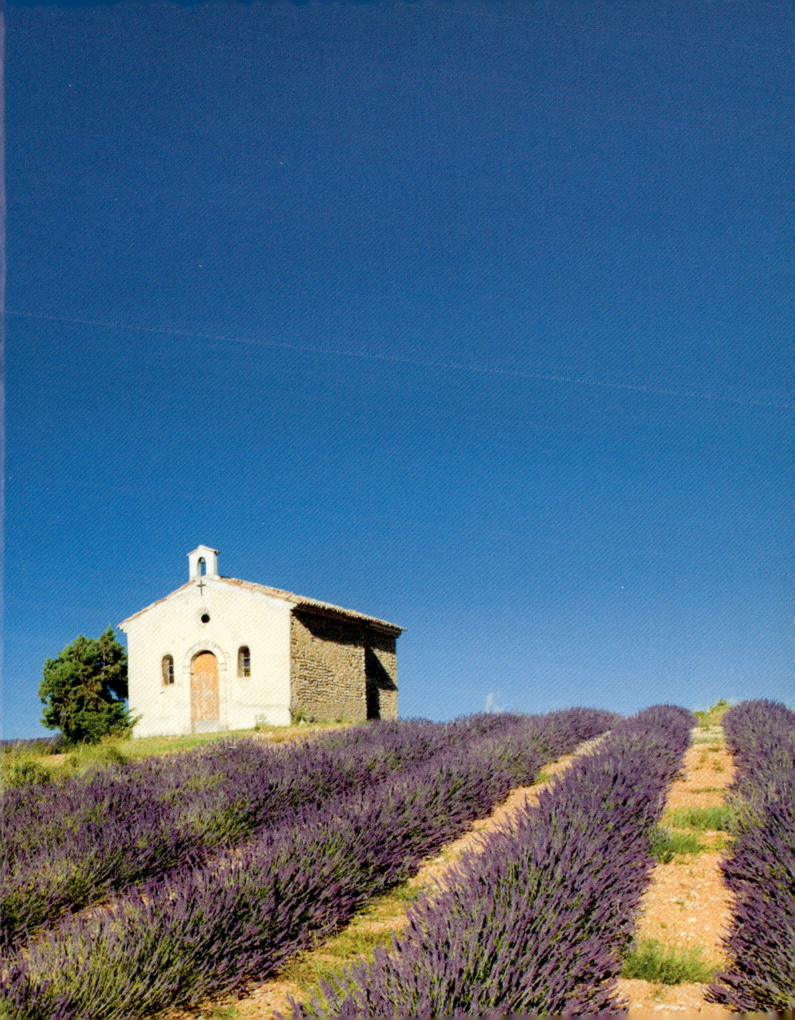

Bibliografische Information der Deutschen Nationalbibliothek
Die Deutsche Nationalbibliothek verzeichnet diese Publikation in der Deutschen Nationalbibliografie; detaillierte bibliografische Daten sind im Internet über http://dnb.d-nb.de abrufbar.

Bildnachweis:
Cover: © matka_Wariatka – Fotolia.de; S. 2/3: © Nic Neish – Fotolia.de; S. 4, 31: © felinda – Fotolia.de; S. 6/7: © Marc LOBJOY – Fotolia.de; S. 9: © javarman – Shutterstock; S. 10: © Marc LOBJOY – Fotolia.de; S. 13: © archana bhartia – Shutterstock; S. 15: © Elenathewise – Fotolia.de; S. 16/17: © Stephen Bonk – Fotolia.de; S. 19: © Natalya Korolevskaya – Fotolia.de; S. 20: © rebvt – Fotolia.de; S. 22/23: © Jaroslaw Grudzinski – Shutterstock; S. 25: © svehlik – Shutterstock; S. 27: © L.F.otography – Fotolia.de; S. 28/29: © PHB.cz (Richard Semik) – Shutterstock

Besuchen Sie uns im Internet:
www.st-benno.de

ISBN 978-3-7462-3038-2

Umschlag: Ulrike Vetter, Leipzig,
Gestaltung und Gesamtherstellung: Arnold & Domnick, Leipzig (A)